CB121041

OS PRINCÍPIOS ESSENCIAIS DO VENDEDOR DE SONHOS

AUGUSTO CURY

OS PRINCÍPIOS ESSENCIAIS DO VENDEDOR DE SONHOS

CDG
Grupo Editorial

Copyright © Augusto Cury, 2022
Direitos reservados desta edição: CDG Grupo Editorial
Título: Os princípios essenciais do Vendedor de Sonhos
1ª edição: agosto 2022
Edição promocional

O conteúdo desta obra é de total responsabilidade do autor.
Nenhuma parte deste livro poderá ser reproduzida, em nenhum meio, sem autorização prévia por escrito da editora.

Autor: Augusto Cury
Edição e preparação: Lúcia Brito
Projeto gráfico: Dharana Rivas

CDG Grupo Editorial

CDG Grupo Editorial
www.cdgeditora.com.br
contato@cdgeditora.com.br

SUMÁRIO

Introdução 7

1. Um vendedor de sonhos é apaixonado pela vida 15

2. Um vendedor de sonhos liberta seu imaginário 37

3. Um vendedor de sonhos não tem medo do caminho 65

4. Um vendedor de sonhos realiza a viagem interior 93

5. Um vendedor de sonhos é inspirador 129

INTRODUÇÃO

A inspiração para o livro *O Vendedor de Sonhos* nasceu da minha atividade clínica como psiquiatra e psicoterapeuta. Fiz mais de 20 mil atendimentos nessa área, medicando em doses adequadas quando necessário e fazendo o processo psicoterapêutico para que as pessoas pudessem proteger sua mente, desenvolver seu Eu como líder de si mesmo e aprender a escrever os capítulos mais importantes da sua história quando o mundo desabava sobre elas.

O Vendedor de Sonhos foi publicado em dezenas de países, a adaptação para o cinema tornou-se um filme distribuído mundialmente pela Netflix, e a adaptação para o teatro é uma peça que tem impactado milhares de pessoas pelo Brasil. Escrevi a trilogia inspirado pela condição do ser humano moderno. Trata-se de uma ficção baseada em tantos fatos reais, baseada na minha história e nas histórias dos meus pacientes.

As pessoas têm uma necessidade doentia do culto à celebridade. Quando veem um cantor ou ator famoso, correm em alvoroço, sem perceber que as verdadeiras celebridades estão ao lado delas. É às pessoas caras, àquelas que veem todos os dias, que deveriam pedir autógrafo, às pessoas que estão ali suplicando para serem descobertas.

Cada ser humano é único, e até hoje não perdi o encanto de conversar com as pessoas, sejam quem forem, seja uma celebridade, seja um anônimo. Uma pessoa no apogeu da carreira acadêmica e uma pessoa que não teve o privilégio de sentar-se nos bancos de uma escola para mim são a mesma coisa.

Descobrir o planeta mente, indagar que pesadelos abarcam uma pessoa, que sonhos a movem, indagar sobre os fantasmas que a assombram e as motivações que a impelem, tudo isso me encanta.

Eu sou um vendedor de sonhos.

Seja você também um vendedor de sonhos. Quando for questionado ou criticado, quando estiver diante das próprias loucuras e falhas e das loucuras e falhas alheias, em cada momento em que tenha de decidir se venderá pesadelos ou sonhos, escolha vender sonhos. Inspire os outros com suas atitudes e exemplo.

Um vendedor de sonhos é apaixonado pela vida.

Um vendedor de sonhos não tem medo do caminho, tem medo é de não caminhar.

Um vendedor de sonhos liberta seu imaginário para materializar seus sonhos.

Um vendedor de sonhos faz a mais importante viagem – a viagem para dentro de si mesmo.

Um vendedor de sonhos vende elogios e não críticas.

Um vendedor de sonhos estimula as pessoas a superarem seus limites.

Um vendedor de sonhos inspira as outras pessoas.

1

UM VENDEDOR DE SONHOS É APAIXONADO PELA VIDA

A trilogia O *Vendedor de Sonhos* narra a saga de um ser humano miserável que morava em um palácio. Ele era um dos homens mais ricos do mundo, mas emocionalmente era paupérrimo. Ele tinha tudo que era trivial, mas não havia descoberto e não valorizava o essencial.

Vivemos na era dos mendigos emocionais. As pessoas têm milhões de informações na mente, mas não conseguem transformar informações em conhecimento. Conhecimento sem habilidades como pensar antes de reagir, trabalhar perdas e frustrações, se reinventar e ser autor da própria história é conhecimento estéril.

Vi muitos seres humanos depressivos, perdendo o encanto pela vida, abarcados pela síndrome do pânico (a sensação súbita e eminente de que se vai morrer ou desmaiar) ou por doenças psicossomáticas porque o cérebro estava esgotado. Pessoas notáveis, mas que ao longo da vida não entenderam que ter não é ser, que uma emoção rica faz muito do pouco e que uma pessoa pobre emocionalmente precisa de muito para sentir pouco.

Se você precisa de aplausos, reconhecimento e elogios para sentir migalhas de prazer,

você empobreceu. Você se tornou miserável, um mendigo no único lugar em que deveria ser sempre rico - no território da emoção.

Uma em cada duas pessoas, ou mais de três bilhões de seres humanos, cedo ou tarde desenvolverá algum transtorno psiquiátrico – depressão, síndrome do pânico, transtorno obsessivo-compulsivo, anorexia, vigorexia, doenças psicossomáticas, dependência de drogas e até psicoses. A sociedade moderna está adoecendo rápida e coletivamente.

Nunca tivemos uma indústria do lazer tão poderosa como na atualidade e, ao mesmo tempo, nunca tivemos gerações tão tristes. Os seres humanos modernos conhecem o mundo de fora, exploram o pequeno átomo que nunca irão ver, o espaço em que nunca pisarão, mas não exploram o mais complexo de todos os planetas – o planeta da mente humana.

Uma criança de 7 anos de idade tem hoje mais informações do que Abraham Lincoln tinha na década de 60 do século 19 ou John Kennedy na década de 60 no século 20. As crianças aprendem desde cedo a usar videogames, computadores, internet, os pais notam que os filhos têm muito mais habilidades digitais do que eles e dizem: "Meu filho é um gênio". Chega a adolescência, você coloca os gênios para debater ideias, resolver conflitos, exercitar a resiliência, e eles se curvam à dor, tendo grandes dificuldades para se reinventar e escrever seus capítulos mais nobres em seus dias mais tristes.

Saturamos os jovens com informações e atividades. Informações não processadas como conhecimento e conhecimento não processado como experiência fomentam a ansiedade, tornam-se lixo psíquico. Vemos crianças mentalmente agitadas, que não têm tempo para brincar, se aventurar, se interiorizar, se reinventar, lidar com perdas e elaborar suas experiências.

> **Embora abominemos o trabalho escravo, submetemos nossos filhos a um trabalho intelectual escravo legalizado ao saturá-los de atividades. Nunca nas sociedades democráticas houve tantos escravos no único lugar em que é inadmissível ser um presidiário – no território da emoção.**

Tantos dados, tantos compromissos, tantas necessidades não necessárias, tudo isso acelera a mente de crianças, adolescentes e adultos, levando a uma ansiedade coletiva. A síndrome do pensamento acelerado (SPA) gera um baixo limiar para tolerar frustrações (pequenos problemas têm grande impacto), baixo nível de humor, incapacidade de ver pequenos defeitos suportáveis com alegria e brincar com eles. Quem sofre da SPA não consegue inspirar, perguntar, faz da família uma praça de guerra onde se eleva o tom de voz, onde se critica muito, onde há dor, angústia e ansiedade.

Muitos valorizam a inteligência emocional, mas inteligência emocional não existe porque a emoção nunca é inteligente. A emoção precisa do Eu, dos trilhos do Eu, da consciência crítica do Eu, da capacidade de gestão do Eu para ser lapidada. Em si mesma, a emoção é imatura, infantil, jamais pode ter um cartão de crédito ilimitado, se não uma barata vira um dinossauro, por assim dizer.

Quais são os comportamentos que esgotam o cérebro?

O primeiro comportamento que esgota o cérebro é ruminar perdas, mágoas e frustrações. Se você rumina perdas, mágoas e frustrações, você é refém do passado. A tendência do ser humano é entrar nos arquivos da memória que contêm aquilo que mais o machucou – traições, decepções, perdas. O Eu acaba não se tornando autor da própria história.

Ao acessarmos certas memórias traumáticas, o volume de tensão é tão grande que bloqueia milhares de outros arquivos da memória. Entramos na síndrome do circuito fechado. Quando essa síndrome se instala, o ser humano deixa de ser livre, ainda que esteja sob os holofotes da mídia, ainda que viva em uma sociedade democrática. Quando somos escravos das janelas de memória traumáticas, quando somos reféns do passado, nos tornamos escravos vivendo em sociedades livres. Quem rumina o passado continuamente alimenta aquilo que tem de pior.

> **Ruminar perdas, mágoas e frustrações esgota o nosso cérebro.**

O segundo comportamento que esgota o cérebro é a necessidade neurótica de mudar os outros. Ninguém muda ninguém, temos o poder de piorar os outros, não de mudá-los.

Quando elevamos o tom de voz, criticamos excessivamente, comparamos, pressionamos ou passamos sermões, estimulamos o fenômeno RAM, ou registro automático da memória, a registrar janelas killer nas pessoas com as quais nos relacionamos. Pioramos nossos filhos, começamos o relacionamento no céu do afeto com nosso parceiro e terminamos no inferno dos aflitos porque somos construtores de janelas traumáticas.

Quando os pais abrem a boca, os filhos já sabem tudo que vem pela frente; o parceiro abre a boca, o outro sabe tudo que vem pela frente. As pessoas não conseguem libertar seu imaginário, encantar, dizer palavras nunca ditas, somos encarcerados no presídio da rotina, não conseguimos libertar nosso imaginário e desenvolver criatividade.

A necessidade neurótica de mudar os outros esgota

o nosso cérebro e esgota o cérebro das pessoas com quem nos relacionamos.

O terceiro comportamento que esgota o cérebro é cobrar demais de si mesmo e dos outros. Você cobra demais das pessoas ao seu redor? Você é altamente exigente? Quando tropeça, você dá risada dos próprios erros?

O ser humano muitas vezes é excelente para sua empresa, excelente para a sociedade, mas é um carrasco de si mesmo, aumentando os níveis de exigência para ser feliz. Quem cobra demais de si está apto para trabalhar em uma financeira, mas não para ter uma bela história de amor com sua saúde emocional.

Quem cobra demais dos outros atua como um agiota da emoção. Agiota da emoção é aquele pai que se doa, aquele casal que se doa um para o outro, mas, em vez de abraçar e relaxar diante dos erros, de investir nos sonhos, de ter um amor inteligente, tornam-se altamente críticos, têm a necessidade neurótica de apontar falhas, a necessidade neurótica de controlar quem amam, e o amor só pode ser desenvolvido na terra da liberdade.

Quem controla demais o parceiro, quem tem ciúmes excessivos asfixia o romance, pois cria um clima no qual se formam janelas killer que esgotam o cérebro e traumatizam a relação. Toda pessoa que controla demais os outros faz isso porque não tem domínio de si mesma. Toda pessoa que tem ciúmes excessivos de alguém ou até de algo não tem autoconfiança, essa pessoa tem saudade de si mesma, por isso cobra do outro um reconhecimento que não dá para si mesma.

Cobrar demais de si mesmo esgota o nosso cérebro.

Cobrar demais dos outros esgota o nosso cérebro e esgota o cérebro das pessoas com quem nos relacionamos.

O quarto comportamento que esgota o cérebro é sofrer por antecipação, ser refém daquilo que não aconteceu. Se a sociedade nos abandona, a solidão é suportável, mas, se você mesmo se abandona, a solidão é intolerável. Uma das formas de autoabandono é sofrer por antecipação, afundando na lama do medo do que não aconteceu.

Quem não exerce gestão sobre os pensamentos e não administra a emoção usa muito mal a própria mente, produz diariamente milhares de pensamentos que asfixiam sua tranquilidade e qualidade de vida. Muitos vivem um paradoxo: são reféns do futuro, daquilo que não aconteceu, e reféns do passado, daquilo que causou mágoa, perda, frustração.

Sofrer por antecipação esgota o nosso cérebro.

Assim como você faz a higiene bucal a cada quatro ou seis horas e a higiene corporal a cada 24 horas, você tem a responsabilidade de diariamente fazer a higiene mental, de preservar os recursos naturais da sua mente. Do contrário, poderá desenvolver uma série de sintomas psicossomáticos. Quando deixamos pensamentos e emoções soltos, desenvolvemos um estado de tensão intrapsíquica que leva a sintomas psíquicos e psicossomáticos.

Se você acorda cansado, seu sono não é reparador. Ainda que você durma oito horas, você não repõe o excesso de energia gasto por pensar excessivamente. Você tem dores de cabeça, dores musculares, queda de cabelo? Esses sintomas psicossomáticos, incluindo o nó na garganta e às vezes até o aumento da pressão sanguínea, são um grito de alerta de bilhões de células suplicando para que você mude seu estilo de vida.

Quem ouve a voz do próprio cérebro? Muitos de nós só prestam atenção quando estão no leito de um hospital, muitos só conseguem mudar a agenda quando têm uma doença grave, um infarto, câncer, quando estão combalidos.

Quando sofremos pelo futuro ou ruminamos o passado, asfixiamos o único tempo em que é possível ser relaxado, realizado e feliz - o presente.

A vida é um grande contrato de risco sem cláusulas definidas, não há nada escrito. Assinamos esse contrato quando fomos os maiores alpinistas, os maiores nadadores, os maiores corredores de todos os tempos, quando éramos uma célula apaixonada pelo óvulo, enfrentando 40 milhões de concorrentes. Se você não tivesse vencido aquela disputa, não estaria lendo este livro, você seria outra pessoa. Você foi um espermatozoide teimoso e vencedor. O direito à vida foi conquistado dramaticamente por cada um de nós quando não tínhamos capacidade de pensar.

Assinamos o contrato de risco e vivemos sob o princípio da imprevisibilidade. Você não sabe o que vai acontecer amanhã, se as pessoas vão aplaudi-lo ou vaiá-lo, encorajá-lo ou desanimá-lo. Você não sabe se terá sucesso ou fracasso.

Risos e lágrimas fazem parte do contrato de risco que é a vida. A imprevisibilidade torna a vida agradavelmente fascinante, mas pode gerar ansiedade e traumas se nosso Eu não aprender a trabalhar perdas e frustrações, gerenciar o estresse, administrar os pensamentos e as emoções.

Até no psiquismo vivemos sob o princípio da imprevisibilidade. Você não sabe nem quais pensamentos vai produzir daqui a alguns minutos.

Mesmo no extremo do estresse emocional e do humor depressivo, quando uma pessoa pensa em morrer, na verdade ela tem sede e fome de viver. O que ela quer matar é a dor, a angústia, o autoabandono, o sentimento de culpa, o sentimento de rejeição, mas não a vida. Todo pensamento sobre a morte no fundo é uma homenagem solene à vida, porque só a vida pensa. Quem pensa em suicídio no fundo tem sede e fome de viver.

Viver é conquistar, ter experiências, cultura, amigos, um grande amor, mas também é perder e sofrer privações. Viver é encantar-se com os outros e ter expectativas correspondidas, mas é também desencantar-se e ter expectativas não atendidas.

Somos fagulhas que cintilam brevemente no cenário da existência e então se apagam.

Nada é tão fantástico quanto a vida, e nada é tão efêmero e fugaz. Hoje estamos aqui, amanhã seremos uma página na história.

O drama e o lírico sempre nos acompanham, e isso torna a vida belíssima.

Se viver é uma experiência única, indescritível, inimaginável, extraordinária, complexa, saturada de mistérios e, ao mesmo tempo, frágil, deveríamos, nessa curta trajetória, procurar os mais belos sonhos, projetos de vida, aspirações. Desenvolver uma mente livre, uma emoção saudável, relações saudáveis e a sabedoria da mesma forma que o cansado procura o leito e o ofegante busca o ar deveria ser a meta mais nobre de quem quer ser autor da própria história.

A trilogia do Vendedor de Sonhos narra a saga de um ser humano que não desistiu da vida. Ele se reinventou – e você pode se reinventar. Você pode aprender a comprar vírgulas para escrever os capítulos mais importantes da sua história nos momentos mais dramáticos de sua existência.

Sempre compre vírgulas, leve seu parceiro, seus filhos, seus alunos a comprar vírgulas e não colocar pontos finais na própria história.

Vale a pena viver a vida mesmo quando o mundo desaba sobre nós.

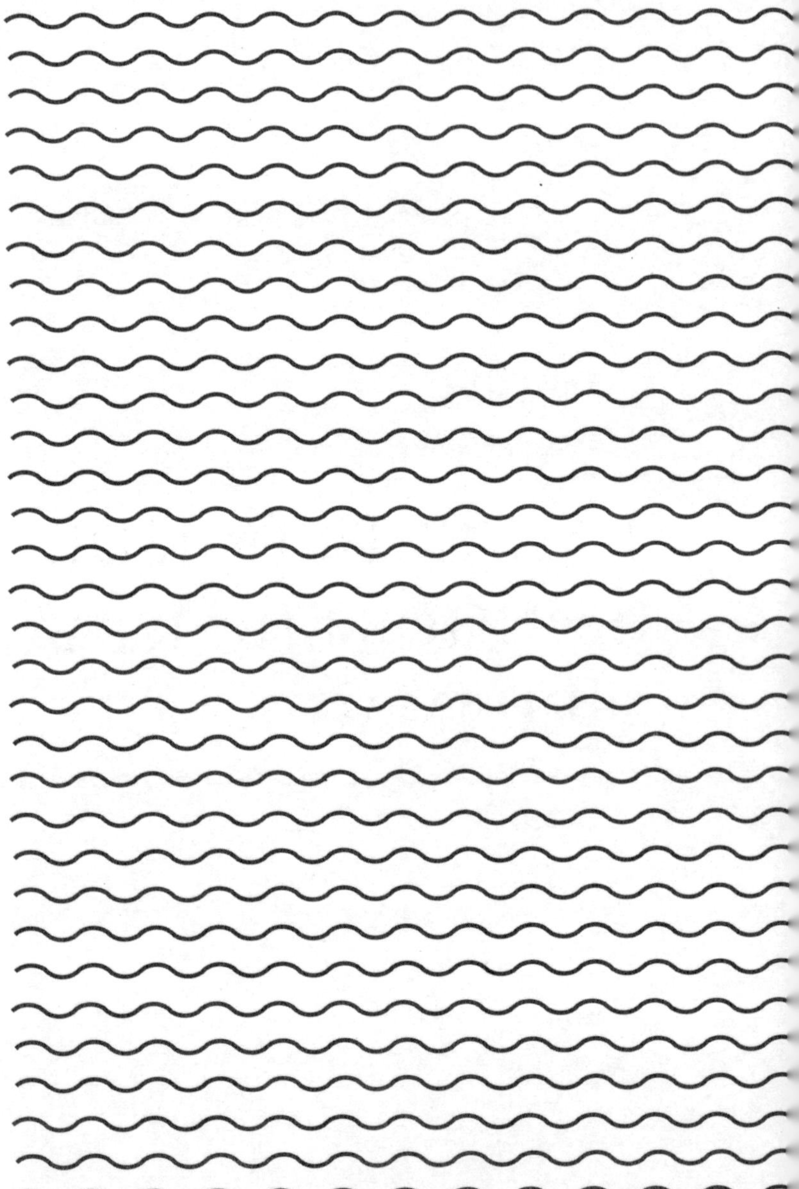

2

UM VENDEDOR DE SONHOS LIBERTA SEU IMAGINÁRIO

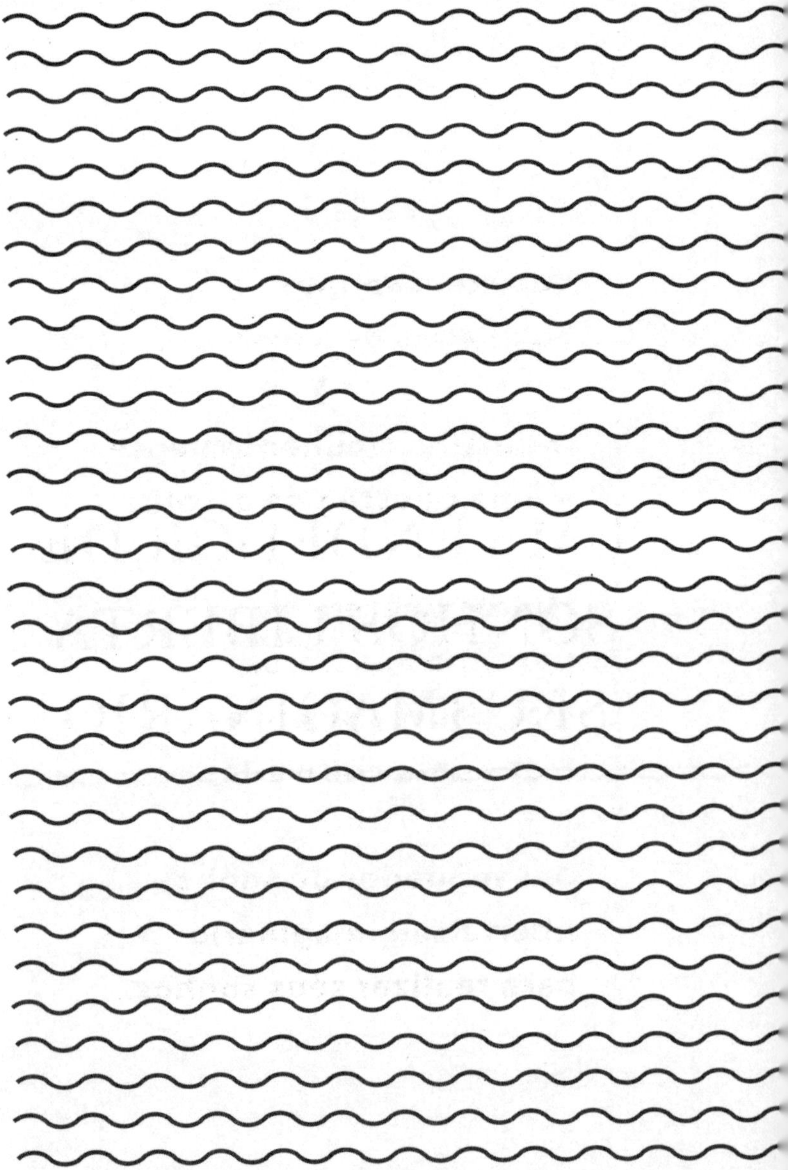

Você tem sonhos
ou apenas desejos?

O destino frequentemente
é uma questão de escolha.

Muitos querem o
perfume das flores,
mas poucos sujam as
mãos para cultivá-las.

Um vendedor de sonhos
liberta seu imaginário
para realizar seus sonhos.

Escrevi a trilogia do *Vendedor de Sonhos* por perceber que muitas pessoas não conseguem trabalhar frustrações porque não têm grandes sonhos, têm apenas desejos.

Estamos na era dos desejos. Desejos são intenções superficiais que não resistem aos problemas, às crises, às intempéries, às lágrimas, aos desertos que atravessamos ao longo de uma semana de trabalho. O inferno emocional está cheio de pessoas que desejam, porque desejos não conseguem criar raízes diante das adversidades da vida.

Temos que mudar da era dos desejos para a era dos sonhos.

Sonhos são projetos de vida, são como árvores firmemente enraizadas no solo, que resistem aos ventos cortantes, às baixas temperaturas, à escassez hídrica.

Sonhos nos tornam mais fortes quando o mundo desaba sobre nós.

Um dos grandes sonhadores da história é Jesus Cristo. Independentemente da espiritualidade, da divindade, no aspecto humano ele foi um grande sonhador. Escolheu um time que só dava dor de cabeça.

Pedro, por exemplo, era hiperativo, ansioso, irritadiço. João era flutuante, num momento queria abraçar quem apresentava dificuldades, no outro queria eliminar quem não estava com seu mestre. Tomé era paranoico, acreditava em teorias da conspiração, era aquele tipo que acha que sempre tem alguém querendo puxar seu tapete, que sempre acha que existe algo por trás de tudo. É claro que não devemos ser ingênuos nunca, mas toda a pessoa meio paranoica sofre demais, pois se sente perseguida de alguma forma por fenômenos ocultos. Tomé era um tipo assim. Mateus tinha um viés de corrupção. O melhor deles Judas Iscariotes, o mais culto, mais divertido, mais sereno. Todavia, não era transparente, era infiel à própria consciência.

O que você acha de um time desses? Esse pessoal não colocaria em risco o projeto de Jesus? Claro que colocaria. Entretanto, o mestre dos mestres foi magistral no uso de ferramentas de gestão de emoção para executar seus sonhos, para trabalhar a agressividade, a irritabilidade, o egocentrismo, o individualismo dos seus alunos.

Se você investe apenas nas pessoas que correspondem às suas expectativas, você não é um grande sonhador.

Você faz o que todo mundo faz, só aplaude quem acerta, quem se comporta bem, quem não lhe causa problema, quem não o estressa. Provavelmente

> **você tem poucos amigos, ou nenhum amigo. Talvez você não seja amigo nem de si mesmo.**

O mestre dos mestres investiu tudo o que tinha naqueles que pouco tinham. Com paciência levou-os a entender que cada indivíduo, independentemente das decepções e frustrações que nos causam, não é só mais um na multidão, é um ser único e irrepetível. Quando você enxerga a vida com essa leveza e essa profundidade, você é um sonhador – e um vendedor de sonhos.

Outro sonhador espetacular foi Abraham Lincoln, o grande estadista norte-americano. Lincoln foi um colecionador de derrotas, sua noiva morreu, seus primeiros negócios faliram, ele se candidatou a deputado uma vez e perdeu, candidatou-se a deputado federal e também perdeu, voltou a se candidatar e perdeu de novo. Continuou se candidatando, ele era o senhor derrota, candidatou-se ao Senado, perdeu. Décadas consumiram esse homem até ele se candidatar a presidente e vencer.

Lincoln triunfou porque não se curvou aos fracassos. Lincoln era um sonhador, não se curvou ao deboche.

Se você só ama os aplausos, muito provavelmente não vai realizar seus sonhos, porque um dia as vaias virão. Se você só ama o sorriso, muito provavelmente também fracassará, porque haverá dias em que irá chorar sozinho e que as pessoas não o compreenderão.

Haverá dias em que talvez você se sinta o último dos seres humanos. Você tem que

seguir firme e apostar em si mesmo e nos seus sonhos.

Se você não apostar em si, não espere que os outros apostem.

Abraham Lincoln não desistiu, jamais deixou de sonhar. Elegeu-se presidente e lutou pelos direitos civis, pela libertação dos escravos. A propósito, toda discriminação de pessoas pela cor da pele, pelo teor de melanina, é um crime. Qual seria a diferença entre seres humanos com a mesma complexidade intelectual? Somos exatamente os mesmos nos dez trilhões de células que constituem nosso corpo, somos exatamente os mesmos nos 86 bilhões de células que constituem o nosso cérebro.

Outro exemplo de um grande sonhador é Beethoven. O grande músico perdeu a acuidade auditiva. Ele se deprimiu, se angustiou, começou a perder o prazer de viver. Contudo, Beethoven era um sonhador e não abriu mão dos seus sonhos. Por isso usou estratégias para poder compor, colocava o ouvido sobre a mesa, tocava notas e batia com os dedos para identificar essas notas. E assim conseguiu compor belíssimas obras.

Eu também fui um grande sonhador. Na escola eu era segunda nota da classe – de baixo para cima. Ninguém acreditava que eu pudesse ir muito longe. Minha mente não se enquadrava no padrão escolar. Quando falei que queria ser médico e cientista, meus colegas debocharam de mim. Entendi que, para não desistir dos meus sonhos, eu teria de tomar decisões solitárias.

As principais decisões de nossa vida são solitárias. Se você depender da plateia, vai adiar, não vai fazer, não vai ter coragem.

Eu passei a estudar de 12 a 14 horas por dia, não perguntei para os outros o que eu tinha de fazer, eu sabia o que eu tinha de fazer. Entrei na faculdade de medicina.

No segundo para o terceiro ano de faculdade, caí numa crise depressiva, mas não me curvei à dor, usei a dor para me construir e não para me destruir. Isso é fundamental para não desistir dos sonhos – não deixar que a dor, o deboche, as reações negativas, as críticas, as risadas subliminares o destruam.

> **Seja empreendedor, não dependa dos outros. Seja uma pessoa dinâmica, corajosa, use as habilidades que estão dentro de você. Assim os ruídos de fora não terão tanto impacto. Você transformará esse ruídos em oportunidades para se expressar melhor e com mais segurança.**

A partir das minhas crises depressivas, comecei a indagar: "Quem sou? O que sou? Por que não dirijo o veículo da minha mente? O que é o meu Eu? O que há de errado com minha capacidade de ser gestor da minha emoção? Por que minha mente é uma terra de ninguém? Por que meus pensamentos me levam a sofrer por antecipação? Por que rumino mágoas? Por que não tenho autocontrole?". Eu fazia milhares de perguntas. Aí percebi que as perguntas são como as lâminas de um garimpeiro, removem pedras e revelam o ouro. Quem pergunta pouco vive uma vida encarcerada pela rotina.

Minhas milhares de perguntas renderam três mil páginas de texto antes de eu publicar meu primeiro livro. Tentei encontrar editoras que me publicassem, nenhuma apostou no projeto, todas me rejeitaram. Passaram-se dezessete anos. Foi muito difícil, mas jamais desisti do meu sonho. O resultado foram dezenas de obras publicadas em diversos países e milhões de leitores.

Se o que você tem são desejos, quando o mundo desaba, quando as pessoas o rejeitam, quando você fracassa, seus desejos se evaporam como gelo ao sol do meio-dia.

Se o que você tem, conquistou, desenhou, trabalhou na sua mente e no território da sua emoção são sonhos, quando o mundo desaba, quando nada dá certo, você finca suas raízes no solo da existência e vai procurar água nas profundezas do seu ser.

Quando você tem sonhos, você se torna mais resiliente.

Sonhos dependem de escolhas fundamentais. Sem escolhas não há sonhos, mas em todas as escolhas há perdas. Ninguém pode conquistar o essencial se não perder o trivial. Muitos estão fora do jogo da vida porque não sabem fazer escolhas e não sabem sofrer perdas.

A mente humana é um campo de transformação. Como digo no *Vendedor de Sonhos*, sonhos e disciplina devem estar casados.

Sonhos sem disciplina produzem pessoas frustradas.

Disciplina sem sonhos produz pessoas que só obedecem a ordens.

Para cultivar sonhos é preciso:

- Elaborar projetos de vida que controlem a emoção;
- Saber que sonhos não são desejos e que desejos não passam de intenções superficiais;
- Planejar o futuro, pensar a médio e longo prazos;
- Superar a necessidade neurótica do mecanismo de recompensa imediata;
- Compreender que sonhos sem disciplina produzem frustração.

A disciplina contribui nos seguintes aspectos:

- Garra, determinação, metas de vida;
- Rotina saudável de trabalho, sono e lazer;

- Capacidade de fazer escolhas ciente de que todas as escolhas implicam perdas;

- Lidar com perdas e frustrações.

Quem acredita em sorte e azar como fenômenos estáticos tem grande chance de ser vítima de suas dificuldades, privações, deboches e conflitos e de não ser autor da própria história. Muitos filhos de pais ricos ou intelectuais ficam à sombra destes. Têm grandes oportunidades, mas não as aproveitam para ir longe, para construir a própria história. A sorte de terem tudo pronto é uma armadilha.

A herança, os prazeres imediatos e a vida fácil asfixiam a disciplina e as habilidades mentais. Essas pessoas não aprendem a expor em vez de impor suas ideias, a trabalhar perdas e frustrações, a debater ideias, a correr riscos, a ousar, a ter projetos de vida e lutar por eles, a acordar cedo, a ter rotina.

Todas as escolhas envolvem perdas.

Quem quer ganhar tudo não leva nada.

Perder o irrelevante para conquistar o essencial é imprescindível.

Muitos desejam conquistar os filhos, amigos, parceiros, mas não reciclam a impulsividade, a irritabilidade, os hábitos doentios de julgar, cobrar e diminuir os outros. Nunca conquistam o que desejam, pois não sabem perder.

Muitos têm o desejo de virar a mesa em alguma área de sua vida, mas não elaboram sonhos ou estratégias para se reciclar. Por exemplo, desejam ter saúde emocional, mas não dão importância ao sono, não relaxam, insistem em ser máquinas de trabalhar, são vítimas da síndrome do pensamento acelerado, não se preocupam em aprender a proteger a emoção e a filtrar estímulos estressantes. Não sabem fazer escolhas. O resultado é que continuam doentes e/ou aprisionados no cárcere da rotina.

O quanto você está disposto a perder em nome das grandes conquistas determinará seu êxito.

Sonhos requerem disciplina; disciplina requer foco; foco requer estratégia; estratégia requer escolhas; escolhas implicam perdas.

É fácil ter sonhos e disciplina em céu de brigadeiro. O difícil, mas fundamental, é tê-los quando atravessamos terremotos emocionais e sociais. E cedo ou tarde vamos atravessá-los. Por isso, é fundamental desenvolver a resiliência. Resiliência é um elo frequente entre a disciplina e os sonhos.

Resiliência é:

- Suportar com dignidade os acidentes da vida;
- Enfrentar contrariedades e manter a integridade;
- Ter plena consciência de que a vida apresenta fatos imprevisíveis e inevitáveis;
- Desenvolver flexibilidade diante das adversidades;
- Não culpar os outros pelas derrotas;

- Usar as derrotas para expandir a maturidade;
- Transformar o caos em oportunidade criativa;
- Crescer diante da dor;
- Traçar pontes entre os sonhos e a disciplina.

> **Sem resiliência, o ser humano não tem pele emocional, não tem proteção. Sua mente é terra de ninguém, qualquer estímulo estressante a invade, fere, encarcera e asfixia.**

Resiliência é um termo da física que tomamos de empréstimo na psicologia para falar de uma importantíssima característica da personalidade. Do ponto de vista da física, resiliência é a capacidade de um material de suportar tensões, pressões, moldando seu formato para manter a integridade. Na psicologia, resiliência refere-se à capacidade de suportar e superar adversidades.

Diante da fragilidade e da imprevisibilidade da existência, deveríamos usar os acidentes para expandir a resiliência, nossa estrutura emocional. Muitos dos que adoecem emocionalmente não têm resiliência. Desistem de seus projetos, abandonam- se, colocam-se num patamar indigno na própria agenda. Não têm pele ou proteção emocional.

As perdas, as derrotas, as lágrimas devem ser sempre evitadas, mas ninguém vive continuamente em céu de brigadeiro. As turbulências são inevitáveis, podem surgir de modo imprevisto até em dias de céu claro.

Sem sombra de dúvida, há crises e crises. Algumas são dramáticas, imprimem dor indecifrável. Entretanto, é possível aplicar a resiliência em todas as crises, o que está estreitamente ligado à atuação do Eu como gestor das emoções e dos pensamentos, em especial a gestão de pensamentos mórbidos. Um choque de gestão no intelecto, capaz de esfacelar o pessimismo e irrigar de esperança os horizontes da vida, é fundamental para alicerçar habilidades psíquicas e suportar tensões emocionais, pressões sociais e adversidades profissionais.

Reflexões para nutrir a resiliência:

- Ninguém é digno do pódio se não usa os fracassos para alcançá-lo.

- Ninguém é digno da maturidade se não usa suas incoerências para produzi-la.

- Ninguém é digno da saúde psíquica se não usa suas crises, fobias e humor depressivo para destilá-la.

- Ninguém é digno da liberdade se não a considera inviolável.

- Dar as costas para as adversidades é a pior maneira de superá-las.

A existência é cíclica. Invernos e primaveras se sucedem. A humilhação de hoje pode se converter em glória amanhã; a glória de hoje pode se converter amanhã num cálido anonimato. Nada é seguro na existência humana. Para desenvolver a resiliência e turbinar nossos sonhos e nossa disciplina, devemos valorizar a vida muito mais do que o sucesso. Tudo é efêmero e passa muito rápido.

Quem quer o brilho do sol tem de adquirir habilidade para superar as tempestades. Não há céus sem intempéries.

Quem sonha com a felicidade inteligente e saudável tem de ser resiliente para atravessar o breu da soturna noite. Não há milagres.

A vida é um grande contrato de risco, saturada de aventuras e de imprevistos. A única certeza é que não há certeza.

De todos os materiais, a água é o mais resiliente. Sobe até os céus, desce como gotas de chuva, desliza em corredeiras, despenca em cachoeiras, cabe orgulhosamente no oceano ou humildemente na circunferência dos olhos. Não resiste aos obstáculos, contorna-os sem reclamar. Deveríamos ser como a água. Caímos, nos levantamos. Somos pisados, contornamos. Somos excluídos, evaporamos, vamos para outros ares.

Se não treinarmos o Eu para lidar com as dores e perdas da existência, seremos escravos das memórias traumáticas. Andaremos em círculo, pensando em nossas mazelas, gravitando na órbita das ofensas, crises, dificuldades. Gastaremos enorme quantidade de energia desnecessariamente, esgotando nossa mente e nosso corpo.

Somos frequentemente não como a água, mas como o vidro; somos fortes, duros e rígidos, entretanto, incapazes de suportar um trauma sem nos estilhaçarmos. Quem não desenvolve resiliência cobre-se com o manto da ansiedade, tem insônia no melhor dos leitos, sente-se opaco mesmo cultuado pela mídia, sente-se sem endereço mesmo morando em residência confortável.

Quem desenvolve resiliência adocica a vida quando ela se torna amarga.

A pessoa resiliente é generosa mesmo que tenha sido excluída, contempla o belo e encontra motivos para se sentir feliz, julga menos e se entrega mais.

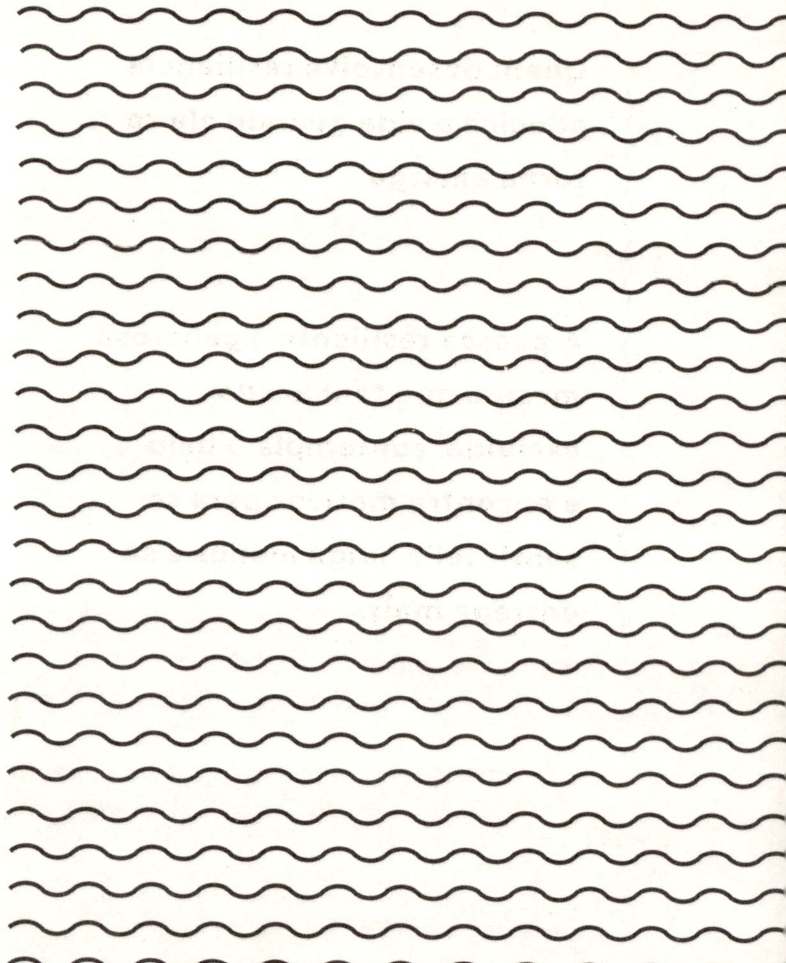

3

UM VENDEDOR DE SONHOS NÃO TEM MEDO DO CAMINHO

Somos caminhantes
que andam no traçado
do tempo em busca
de nós mesmos.

Um vendedor de
sonhos não tem
medo do caminho,
tem medo é de não
caminhar.

Devemos ser autores da nossa história. O Eu deve ser o protagonista e o diretor do script no teatro de nossa mente. O Eu deve escrever os principais capítulos de nossa vida nos momentos mais tristes de nossa existência. Entretanto, o Eu não é desenvolvido para pilotar a aeronave mental. Muitas vezes o Eu não consegue entrar na cabine de comando da mente humana para controlar pensamentos e gerenciar emoções.

O protagonista da trilogia *O Vendedor de Sonhos* experimentou o triunfo sem glórias. A síndrome do pensamento acelerado (SPA), a cobrança excessiva, o sofrimento por antecipação e a ruminação de mágoas amargaram aquele homem e faliram a única empresa que não poderia falir – sua mente. Com a mente falida, faliu a saúde emocional, apareceram dores de cabeça, dores musculares, taquicardia, faliu a família, faliu o relacionamento com a filha e com a esposa, mas ele não percebia essas falências.

Liberte sua mente para saber onde você está na relação com as pessoas que ama e com as pessoas do seu trabalho, para saber onde você está no teatro social.

Se você entra na agenda de muita cobrança e muito estresse, você se esquece da única empresa que não pode falir - sua mente - e não consegue preservá-la.

Uma pessoa inteligente luta de todas as formas pelo trivial e às vezes esquece do essencial. Uma pessoa sábia equilibra as coisas, ela sabe que precisa do trivial, precisa do trabalho, precisa ser eficiente, precisa empreender, precisa libertar o imaginário para dar respostas notáveis nos desafios profissionais, mas ela também sabe que não pode deixar de lado o essencial, aquilo que é a razão da sua vida, que toca seu coração, seu sonho.

O protagonista do *Vendedor de Sonhos* perde o essencial e fica só com o trivial, com o dinheiro, a fama e o poder. O homem admirado por reis e celebridades se torna a mais miserável das criaturas ao perder o que tinha de mais precioso.

> **Você está cuidando do essencial? Ou você luta apenas pelo trivial?**

Por menor que seja, uma empresa precisa de gestão financeira e gestão de qualidade de produtos e processos; caso contrário, poderá ir à falência. Incrivelmente, a mais complexa das empresas – a mente humana – de modo geral não tem um executivo maduro, um gerente atuante. Não é à toa que grande parte das pessoas tem uma série de sintomas psíquicos e psicossomáticos indicadores de que a empresa psíquica está indo à bancarrota. E elas quase nada fazem para reciclar sua vida e reverter os prejuízos.

O sistema social está doente, formando pessoas doentes para uma sociedade doente. O grande desafio das escolas – do ensino fundamental à universidade – não é preparar pessoas para o mercado de trabalho, mas prepará-las para o mercado psíquico. Ninguém brilhará no teatro social se primeiramente não brilhar como pensador no teatro psíquico.

Um Eu malformado terá grandes chances de ser imaturo, ainda que seja um gigante na ciência; sem brilho, ainda que seja socialmente aplaudido; viverá de migalhas de prazer, ainda que tenha dinheiro para comprar o que bem desejar; engessado, ainda que tenha grande potencial criativo.

Freud e outros teóricos do passado diziam que na infância, em especial até os cinco, seis ou sete anos, vivenciamos os traumas que serão a base dos transtornos psíquicos no futuro e que esses traumas não poderão ser modificados, a não ser por processos terapêuticos. Entretanto, a verdade é que podemos adoecer em qualquer época, mesmo tendo vivido uma infância saudável. Podemos ser frustrados nas mais diversas áreas por não aprendermos a lutar por nossos projetos de vida.

A grande notícia é que podemos reciclar nossas mazelas psíquicas, reescrever as janelas da memória em qualquer época e reconstruir nossa história. Ninguém é obrigado ou condenado a conviver com seus conflitos, fobias, impulsividade, ansiedade, pessimismo, timidez, complexo de inferioridade, comportamento autopunitivo ou destrutivo.

O que seu Eu faz durante as turbulências emocionais? Deixa-as passar, desvia delas

ou as enfrenta? Ao pilotar um avião, a melhor conduta talvez seja desviar das formações densas de nuvens; porém, ao pilotar a mente, essa é a pior atitude, embora seja a comumente adotada.

Em primeiro lugar, é impossível o Eu fugir de si mesmo. Em segundo, se deixar as emoções angustiantes se dissiparem espontaneamente, o Eu cairá na armadilha da autoilusão. A paciência, tão importante nas relações sociais, será péssima se significar omissão do Eu em atuar no gerenciamento das dores e dos conflitos psíquicos.

Os medos ou fobias vêm e aparentemente vão embora depois de minutos ou horas, mas isso é um engano: eles não vão embora, são depositados nos bastidores da memória e pouco a pouco vão desertificando o território da emoção. São arquivados no córtex cerebral e farão parte das matrizes de nossa personalidade.

O Eu deveria saber usar instrumentos para o enfrentamento e reciclagem das tensões, angústias e mazelas emocionais, mas não somos ensinados a usar essas ferramentas. Infelizmente, o Eu é treinado para ficar calado no único lugar em que não deveria ficar quieto. É adestrado para ser submisso no único lugar em que não poderia ser um servo. É aprisionado no único ambiente em que só é inteligente, saudável e feliz quem é livre.

O Eu da maioria das pessoas é inerte, passivo, frágil, conformista.

E o seu Eu? É conformista ou é líder de si mesmo?

Nossa mente é como um labirinto. É tão complexa que, quando não temos problemas, nós os criamos. Não é apenas o Eu que constrói pensamentos; outros quatro fenômenos inconscientes leem a memória e constroem milhares de imagens mentais, fantasias, pensamentos sem autorização do Eu. Assim, não é só o Eu que pilota o veículo da mente humana, temos quatro copilotos na aeronave mental.

Se não conhecermos os quatro fenômenos que atuam em nosso inconsciente e que podem prejudicar nossa capacidade de interpretação e gestão da emoção, poderemos nos perder em nossos pensamentos perturbadores e emoções tóxicas. Além disso, é fundamental compreender quem é o Eu, o gestor psíquico, como ele pode atuar e gerenciar as bombas emocionais e os mecanismos de autossabotagem que explodem no labirinto mental.

O EU

Muitos confundem o significado do Eu. Mesmo nas teorias psicológicas há uma carência de definição adequada. O Eu representa nossa consciência crítica, nossa vontade consciente e nossa capacidade de decidir. O Eu é a nossa identidade. Não é um mero realizador de tarefas – eu posso, eu quero, eu faço. O Eu é a capacidade de analisar as situações, duvidar, criticar, fazer escolhas, exercer o livre-arbítrio, corrigir rotas, estabelecer metas, administrar o psiquismo.

Um Eu competente não significa um Eu bem formado. Um Eu malformado pode ser eficientíssimo para o sistema social, mas, simultaneamente, ter uma péssima relação consigo mesmo.

Há pessoas que tiveram pais fascinantes, uma infância maravilhosa e livre de traumas, mas se tornaram tímidas, pessimistas, mal-humoradas, ansiosas. A base de sua personalidade não justifica sua miséria. Para entendê-las temos que observar os mecanismos de formação do Eu. E para que elas superem sua miséria não adianta tratar uma doença, é preciso tratar o Eu doente, o Eu como gerente da psique.

Um Eu doente, sem estrutura e maturidade, é indeciso, inseguro, instável, impulsivo, ansioso, escravo dos pensamentos e das emoções destrutivas. Mesmo intelectuais, executivos e líderes sociais podem ter um Eu doente ou imaturo. Eles podem ser ótimos para tratar de problemas externos, mas não para resolver problemas internos. Quando são contrariados, criticados ou vivenciam perdas, têm reações agressivas ou sofrem excessivamente.

Nossa história, arquivada na nossa memória, é a caixa de segredos da nossa personalidade. Ninguém constrói sua história sozinho. Somos construídos e construtores da nossa personalidade.

Somos construídos pela carga genética e pelo ambiente educacional e social, representados pelos nossos pais, professores, amigos e colegas. Somos construtores da nossa personalidade mediante a liderança do Eu. Desde a aurora da vida fetal, milhões de pensamentos e emoções são registrados a cada ano na memória, tecendo complexas redes de matrizes ou janelas.

O FENÔMENO RAM

Diariamente produzimos inúmeras cadeias de pensamentos, ansiedades, sonhos, ideias negativas, pensamentos antecipatórios, angústias e prazeres que são arquivados automaticamente na memória pelo fenômeno RAM (registro automático da memória). Em um ano registramos milhões de experiências. O registro das experiências na memória é involuntário, não depende da vontade consciente.

Você pode ser livre para ir aonde quiser, mas não é livre para decidir o que quer registrar na memória.

Ao viver experiências ruins, elas se depositarão nos porões inconscientes da memória. Uma angústia, uma situação de medo, uma crise de agressividade, tudo isso fica registrado em sua memória.

Não escolhemos o que registrar na memória. O fenômeno RAM registra tudo de forma automática sem a consciência e permissão do Eu.

À medida que as experiências são registradas automaticamente na memória, ocorre a formação da história de vida ou história da existência. Não podemos deletar nada, mas podemos construir novos registros para ressignificar as experiências passadas.

JANELAS DA MEMÓRIA

O termo janela da memória sinaliza metaforicamente os tipos de registro que temos em nossa mente, isto é, a leitura de mundo que construímos a partir de nossas experiências. Existem janelas de memória de baixo impacto emocional (janelas neutras) e janelas de memória de alto impacto emocional, positivo ou negativo.

Os registros saudáveis de alto impacto emocional são denominados janelas light, do inglês "luz". Os registros não saudáveis de alto impacto emocional são denominados janelas killer, do inglês "assassino". No primeiro caso temos as experiências que nos causaram prazer, alegria, sentimentos positivos e que por isso ampliam nossa capacidade de reflexão e autoconsciência, nos tornam flexíveis e elásticos para as interpretações. No segundo caso temos experiências que nos causaram dor e tristeza e que, se não são trabalhadas e ressignificadas, causam tensão e limitação em nossa capacidade de dar respostas inteligentes diante da realidade.

As janelas neutras, de baixo impacto emocional, correspondem talvez a 90% de todos os arquivos mentais.

Essas recordações não causam emoções extremamente agradáveis ou desagradáveis, apenas ajudam a organizar informações e experiências práticas e necessárias para a vida social. As janelas neutras armazenam informações importantes para operacionalizar uma série de ações em nosso cotidiano, como acender um fósforo, dirigir, resolver contas de matemática, nos localizar pela cidade etc. Contêm milhões de dados coletados na escola, nos livros, jornais, noticiários na televisão, sobre todo tipo de assunto.

As janelas killer correspondem a todas as áreas da memória com conteúdo emocional angustiante, fóbico, tenso, depressivo, compulsivo. Essas janelas retiram do Eu a capacidade de ser gestor da própria mente. Estão relacionadas a fobias, medos, autopunição, autocobrança, pessimismo, hipersensibilidade (pequenos problemas causam impacto muito grande), dificuldade de lidar com intempéries, com fracassos, dificuldade de transformar lágrimas em sabedoria. Além disso, geram impulsividade, levando-nos a reagir pelo fenômeno bateu-levou. Existem milhares de experiências traumáticas, que vão confeccionar os vários tipos de janelas killer.

As janelas killer são janelas traumáticas ou zonas de conflito. Essas janelas assassinam o acesso à leitura de inúmeras outras janelas da memória, dificultando ou bloqueando respostas inteligentes em situações estressantes.

As janelas light correspondem a todas as áreas da memória com conteúdo emocional saudável. São as janelas relacionadas ao prazer de viver e ao encanto pela vida, à ousadia, à coragem e à capacidade de trabalhar perdas e frustrações. Correspondem a todas as áreas de leitura que contêm prazer, serenidade, tranquilidade, generosidade, flexibilidade, sensibilidade, coerência, ponderação, apoio, exemplos saudáveis.

As janelas light iluminam o Eu para o desenvolvimento das funções mais complexas da inteligência – capacidade de pensar antes de reagir e de se colocar no lugar do outro, resiliência, criatividade, raciocínio complexo, encorajamento, determinação, habilidade de recomeçar, de proteger a emoção e de gerenciar pensamentos.

As janelas light patrocinam o Eu que é líder de si mesmo e gestor da própria mente.

Como interpretamos o mundo a partir de nossas memórias, a primeira conclusão a que podemos chegar é que as interpretações são limitadas, imperfeitas e contaminadas por nossas experiências. No caso de uma janela killer, ficaremos encarcerados e com a capacidade de reflexão e gestão limitadas. As janelas light, ao contrário, ampliam nossa capacidade de reflexão, crítica, leitura e interpretação, pois financiam os mais brilhantes códigos da inteligência, como pensar antes de reagir, expor e não impor ideias, autocrítica, colocar-se no lugar do outro.

Quantas vezes você reage sem pensar, sofre por pequenas coisas, se angustia por um futuro que ainda não conheceu ou fica ruminando o passado? Um conjunto de estímulos estressantes pode formar uma plataforma de janelas killer.

GATILHO DA MEMÓRIA

O gatilho ou autochecagem da memória é o fenômeno que abre as janelas do córtex cerebral diante de cada estímulo físico (imagens, sons, experiências táteis, gustativas, olfativas) e de cada estímulo psíquico (pensamentos, imagens mentais, desejos, fantasias, ideias). Neste exato momento, o texto que você está lendo fornece um conjunto de estímulos físicos que expressam os símbolos da língua, os quais acionam o gatilho da memória, que automaticamente abre milhares de janelas que o levam a compreender cada palavra do texto.

O gatilho da memória é o fenômeno que dá início ao processo de interpretação. O gatilho se torna um problema para o Eu quando abre janelas killer.

AUTOFLUXO

O autofluxo é um fenômeno biológico, uma energia vital, necessário para a nossa evolução, aprendizado e autopreservação. Não é negativo ou positivo, apenas lê e retroalimenta os registros de alto impacto emocional. Em alguns momentos de nossa história nos ajuda, pois é graças ao autofluxo que aprendemos a falar e incorporar repertórios sociais necessários. Entretanto, se encontra um registro negativo e não limitamos sua energia vital mediante um choque de gestão psíquica, o autofluxo pode deixar nossos pensamentos descontrolados.

O fenômeno do autofluxo mantém o fluxo contínuo de construções psíquicas desde a aurora da vida fetal. Produz milhares de pensamentos e imagens mentais diárias. Um dos grandes objetivos do autofluxo é aliviar a solidão do Eu, entretê-lo, distraí-lo, envolvê-lo. Sem esse fenômeno, provavelmente a solidão intrapsíquica da consciência virtual geraria uma depressão coletiva na espécie humana.

O autofluxo lê a memória inúmeras vezes por dia, nos levando a inúmeros passeios pelo passado e pelo futuro. Quantas vezes o Eu fica impressionado com esses passeios e se pergunta: "De onde saíram essas imagens e pensamentos?". São provenientes da ação do autofluxo. O autofluxo se ancora na janela aberta pelo gatilho e começa a produzir inúmeros pensamentos e imagens mentais com dois grandes objetivos: entreter o *Homo sapiens* com sonhos, inspirações, aspirações e prazeres mentais e alargar as fronteiras da memória, pois tudo que ele produz é registrado.

O autofluxo é um mordomo do Eu desde a aurora da vida fetal, um ator coadjuvante do Eu para entretê-lo.

ÂNCORA DA MEMÓRIA

Fenômeno intrapsíquico inconsciente responsável por ancorar o processo de leitura em uma determinada região da memória. A âncora da memória é deslocada pelo gatilho da memória, pelo autofluxo e pelo Eu.

Uma pessoa com uma âncora muito aberta não tem foco. Pensa uma coisa aqui, pensa num sonho ali, sonha acolá, deseja isso, deseja aquilo. Aquelas pessoas muito inteligentes que não produzem quase nada, que nunca realizam seus sonhos, têm a âncora aberta demais. Na outra ponta estão aquelas pessoas que adoecem porque a âncora fecha demais. Toda vez que a âncora fecha ou abre demais é um problema.

Se a âncora fecha demais, a pessoa se torna escrava de suas fobias, da impulsividade, da autopunição, das preocupações, inclusive do sofrimento por antecipação. Se a âncora se fixa em uma janela traumática ou killer, intensifica o volume de tensão já disparado anteriormente pelo gatilho.

Muitas vezes o Eu é um piloto impotente. Tenta evitar pensamentos perturbadores, mas simplesmente não consegue retomar os instrumentos de navegação. Quem está no comando da aeronave mental são os copilotos.

Como desenvolver o autocontrole, como aprender a resgatar a liderança do Eu? Educando o Eu para pilotar a mente. Assim como se aprende a coordenar a musculatura para dirigir um carro, o Eu tem que ser

treinado para dirigir o veículo mental.

Após perder a única coisa realmente essencial para sua felicidade, o protagonista de *O Vendedor de Sonhos* tenta juntar seus pedaços. Primeiro procura um psiquiatra. É importante procurar psiquiatras e psicólogos para tratar dos transtornos emocionais. Eu sou psiquiatra, já tratei muitos casos graves, não apenas como psiquiatra, mas como pesquisador, desenvolvendo uma das raras teorias mundiais sobre a construção de pensamentos e o funcionamento da mente. Sei o quanto é importante um ser humano ter coragem para procurar um profissional de saúde mental.

No *Vendedor de Sonhos*, o psiquiatra prescreve medicamentos para tratar a depressão, a ansiedade, a insônia. Entretanto, aquele homem arrasado precisava de muito mais do que psicotrópicos. Era necessário resolver o sentimento de culpa. Medicamentos não tratam sentimento de culpa, isso é de foro íntimo. Aquele homem precisava se perdoar, precisava se reinventar. É então que, em lágrimas, ele sai pelo mundo buscando o endereço que poucos encontram no traçado da própria história – o endereço dentro de si mesmo.

É claro que você pode e deve ir a um profissional de saúde mental se tem um problema urgente.

Fora do ambiente psicoterapêutico, todos nós devemos usar ferramentas de gestão da emoção.

O Eu deve se reunir com seus medos e questionar.

4

UM VENDEDOR DE SONHOS REALIZA A VIAGEM INTERIOR

Sem diálogo, nossas relações com os outros tornam-se superficiais, doentes, débeis, sem correção de rotas.

Sem o autodiálogo nossa relação com nosso ser torna-se fútil, desinteligente, autopunitiva.

O diálogo interpessoal é a comunicação que devemos manter com as outras pessoas. O autodiálogo é a comunicação que deveríamos ter conosco, com nossos conflitos, nossas angústias e neuroses.

Sem o autodiálogo, ricos empobrecem no território da emoção, são vampirizados por suas fobias e manias; celebridades perdem seu brilho nos porões de sua mente, vivem assombradas por um vazio existencial, pela escassez de sentido de vida, pela necessidade ansiosa de perpetuar seu sucesso; intelectuais se tornam meninos no território da emoção, não sabem ser contrariados, criticados, desafiados, zombados; executivos se tornam péssimos gestores da sua emoção, são infectados pela necessidade neurótica de poder.

Quem conversa com o mundo mas não conversa consigo não precisa de desafetos, pois

torna-se um inimigo de si mesmo.

Quem resolve problemas profissionais mas não resolve seus conflitos emocionais torna-se um espectador passivo no teatro mental e não um diretor do script de sua peça.

Os que se julgam saudáveis não entendem que, quando um ser humano em surto psicótico fala sozinho, ele o faz como recurso para abrandar seus fantasmas mentais. Falar sozinho, ao contrário do que o senso comum pensa, reflete a complexidade do psiquismo de um paciente psicótico, revela sua necessidade vital de socialização, ainda que com personagens irreais.

Alguns pacientes psiquiátricos discutem com personalidades imaginárias que querem controlá-los ou persegui-los. Com qual objetivo? Proteger-se delas, minimizar seu poderio, mitigar sua ferocidade. Portanto, o autodiálogo nos surtos psicóticos evidencia o que esses pacientes têm de melhor.

Sob o ângulo dos parâmetros mais nobres da saúde emocional, ninguém é perfeito ou saudável.

Loucura é os que se acham normais não conversarem com seus fantasmas mentais.

Você e eu não somos assaltados de vez em quando por golpes de ansiedade, irritabilidade, intolerância? Você não é encarcerado, ainda que raramente, por algum tipo de fobia, ciúme, inveja, compulsão, autopunição, impulsividade, timidez, necessidade neurótica de mudar os outros? Não sofremos por antecipação ou ruminamos mágoas e frustrações?

Loucura é falar excessivamente sobre o mundo em que estamos, sobre economia, política, esporte, redes sociais, mas calar-se sobre o mundo que somos. Loucura é não fazer uma mesa-redonda com os fantasmas mentais para impugnar e confrontar o cárcere que eles impõem.

Loucura é sorrir por fora e chorar por dentro, é colocar máscaras sociais, trancafiar nossos traumas nos porões de nossa mente e negar que somos seres humanos marcadamente imperfeitos, que têm necessidade vital de se conhecer, se abraçar, dar uma nova chance para si e admitir que precisamos, ainda que raramente, de um ombro para nos apoiar.

Espero que você faça parte do time dos anormais, daqueles

que aprendem a arte do autodiálogo.

Espero que você não tenha medo de falar sozinho, que retire a maquiagem de deus, que mapeie seus fantasmas emocionais, que supere a necessidade neurótica de estar sempre certo, que se assuma como um ser humano imperfeito, um simples caminhante que anda no traçado do tempo em busca de si mesmo, um ser inacabado, em contínuo estado de construção. Aqueles que se posicionam como deuses são os mais fortes candidatos a paciente psiquiátrico. Adoecem a si e aos outros.

Sem o autodiálogo, nosso Eu não tem instrumento para penetrar em sua própria casa, nas camadas mais profundas de nossa mente. Torna-se um forasteiro dentro de si, vive a amarga e doentia solidão de abandonar a sua própria história, de não intervir de forma inteligente nos próprios conflitos.

Uma pessoa que pratica o autodiálogo tem mais condições não apenas de superar suas misérias psíquicas, mas também de se humanizar, ou seja, de se tornar tolerante, serena e humilde, pois reconhece suas limitações, suas fragilidades.

O grau de sabedoria e maturidade de uma pessoa não é medido pelo quanto ela tem de cultura acadêmica, sucesso profissional e social, mas por sua capacidade de questionar seus pensamentos e emoções, de criticar suas verdades, de repensar sua vida, de refazer caminhos. Uma pessoa pode ter vários cursos superiores e ser uma criança na capacidade de autodialogar e se repensar.

Devemos não apenas falar sobre nossos medos, mas com nossos medos. Devemos não apenas dialogar sobre nossos conflitos, mas com nossos conflitos, com nosso mau humor, nossa intolerância, nossa insegurança.

> **A maioria das pessoas usa a dor para se punir, se diminuir, se isolar. Todavia, a dor pode ajudá-lo a encontrar o mais importante de todos os endereços, um endereço que poucos encontram – o endereço dentro de si mesmo.**

Todo ser humano deve ter momentos particulares consigo. Deve exercitar ser seu grande amigo. Deve aprender a se interiorizar, caminhar nas trajetórias de seu ser e sentir o prazer de ter um autodiálogo aberto, uma conversa íntima, uma reflexão existencial. Muitas pessoas, em particular os jovens, deprimem-se quando estão sozinhas, não sabem ser companheiras de si mesmas.

FERRAMENTAS FUNDAMENTAIS PARA O AUTODIÁLOGO EFICIENTE

- Fazer com frequência um debate lúcido, aberto e silencioso com seus paradigmas, verdades, dogmas, preconceitos, visão de vida. Quem não realiza esse autodiálogo não corrige suas rotas, não revisa suas loucuras, não recicla suas falsas crenças, enfim, preserva mazelas psíquicas nos porões de sua mente.

- Reunir-se de modo inteligente com o passado. Resgatar os momentos mais dramáticos da própria história é fundamental para que o Eu não seja refém do passado, mas líder de si mesmo. Quem evita tocar no passado com medo da dor que provoca torna-se um perito em perpetuar suas feridas.

- Realizar um debate sério e contínuo com os medos, as dependências, o humor depressivo, a ansiedade, os conflitos. Quem não debate "como, quando e por que sou controlado por meus fantasmas mentais" será sempre assombrado por eles. Infelizmente, a maioria dos seres humanos é especialista em silenciar diante de seus vampiros emocionais. Preferem ser sangrados por dentro a retirá-los dos bastidores da mente para trazê-los à luz da razão.

- Confrontar e impugnar cada emoção angustiante e cada pensamento perturbador. Uma das tarefas mais importantes do Eu é proteger a emoção contra os ataques dos pensamentos e sentimentos doentios que financiam o sofrimento por antecipação, ciúme, inveja, autopunição, timidez, fobias. Infelizmente, estamos na idade da pedra em relação à intervenção do Eu nas perturbações mentais e nos cárceres emocionais.

- Exercer plenamente o direito de decidir, questionar e dirigir a própria história.

- Ter um caso de amor com a saúde psíquica. O autodiálogo reflete a mais forte aliança com a qualidade de vida.

- Fazer o silêncio proativo para ser líder de si mesmos nos focos de tensão. Quando sofremos uma crítica, ofensa ou rejeição, não devemos nos submeter à ditadura da resposta nem reagir pelo fenômeno bateu-levou ou da ação-reação. Esse fenômeno é emocionalmente infantil, destrutivo e perpetuador da violência nas relações. No primeiro estágio do foco de tensão, devemos pensar antes de reagir, ou seja, nos calar por fora e nos questionar por dentro: "Quem me ofendeu? Por que me ofendeu? Devo ser escravo do meu ofensor? O que está por trás de sua agressividade?". No segundo estágio, pelo fato de termos aberto nossa mente, damos uma resposta inteligente que apazigua a emoção.

- Bombardear-se de perguntas. O autodiálogo é canalizado pela arte da pergunta: "Quem sou? O que sou? Construo minha história ou sou construído por meus problemas e dificuldades? Que medos me assombram e que traumas me fazem refém? Sou livre e autônomo ou sou escravo do que os outros pensam e falam de mim? Contribuo com os outros ou os controlo, liberto as habilidades ou bloqueio meus filhos, alunos, parceiro, colaboradores?". Quem não tem coragem de se bombardear de perguntas viverá sempre na superfície do planeta cerebral.

Não podemos nos esconder atrás dos sucessos passados nem atrás das necessidades neuróticas de poder, de evidência social e de estarmos sempre certos.

Precisamos ser transparentes.

Quem não é transparente não reedita o filme do inconsciente, não reescreve sua história, leva para o túmulo seus conflitos. Por quê? Porque se o Eu não contatar e esquadrinhar as janelas traumáticas para reeditá-las, perderá a oportunidade de reciclar

suas mazelas e misérias emocionais.

Assim como a higiene bucal e corporal, as técnicas de gestão da emoção devem ser executadas regularmente para se fazer a higiene mental, ou melhor, para se reeditar as janelas da memória e consolidar o Eu como gerenciador psíquico. Esse trabalho é um treino diário. Se não estivermos atentos, pensamentos inquietantes e perturbadores poderão nos roubar o encanto pela vida e nossa energia vital.

Ser gestor da psique é algo que exige tanto ou mais trabalho do que ser o gestor de uma empresa. No caso da gestão psíquica bem-sucedida, a remuneração é nossa paz, serenidade, capacidade de ser resiliente e reconstruir a própria história. Dessa forma é possível entender que ser feliz não é ter uma vida perfeita, mas aproveitar e prolongar as primaveras e abrandar e encurtar os invernos emocionais.

As ferramentas descritas a seguir colocam combustível nos sonhos e na disciplina, transformam uma crise ou acontecimento indesejável numa oportunidade fantástica para reescrever janelas killer e capacitam o Eu como autor da própria história. Essas técnicas são um excelente complemento da psiquiatria e da psicologia clínica, pois são praticadas no dia a dia, fora do consultório.

D.C.D. – DUVIDAR, CRITICAR E DETERMINAR

A técnica do D.C.D. é uma poderosa ferramenta da gestão da emoção para reeditar as janelas killer que nos asfixiam. Contudo, ela gasta muita energia mental. Devemos aplicá-la em situações extremamente estressantes, no foco de tensão, quando as emoções e os pensamentos estão fugindo do controle. Quando estamos atravessando o calor da insegurança, da ansiedade, do desespero, é necessário atuar com pensamentos rápidos que duvidem dos pensamentos doentios e os critiquem, que determinem o gerenciamento da energia emocional.

1° passo:
Duvidar dos pensamentos destrutivos

A arte de duvidar é o princípio da sabedoria na filosofia. Duvide de tudo em que você crê e que o controla, que o perturba. Duvide de que você não conseguirá superar seus conflitos, suas dificuldades, suas dependências e seus desafios. Duvide de todas as suas falsas crenças. Duvide de que não consiga ser livre, nem autor da própria história. Duvide de seus pensamentos negativos.

- "Duvido que as pessoas não vão gostar do que tenho a dizer."
- "Duvido que serei rejeitado nessa situação."
- "Será mesmo que vou fracassar depois de ter me preparado tanto?"
- "Duvido de cada pensamento perturbador."

- "Duvido do que as pessoas pensam e falam de mim."

- "Duvido que esses monstros que imaginei em minha cabeça sejam reais."

Lembre-se de que tudo aquilo em que você crê o controla. Se não duvidar frequentemente de suas falsas crenças, elas o escravizarão e você não conseguirá reeditar o filme do inconsciente. Plante a semente da dúvida sobre o medo ou pensamento destrutivo que o assombra.

2° passo:
Criticar os pensamentos destrutivos

A arte de criticar é o princípio da sabedoria na psicologia. Critique cada ideia pessimista, preocupação excessiva e pensamento antecipatório. Cada pensamento negativo deve ser combatido. Treine seu Eu a não ser passivo frente ao tsunami que tenta afogá-lo. Critique seus pensamentos que induzem à culpa e antecipação. Treine seu Eu a não se perturbar pelo amanhã. Viva o presente e não o amanhã. Pense no amanhã o suficiente para planejar. Critique com força e coragem, contra-argumentando cada pensamento perturbador, seja seu próprio advogado de defesa.

- "Por que penso dessa forma?"
- "Por que ser vítima desses sentimentos ou pensamentos?"
- "Quais armadilhas estão no controle da minha vida nesse momento?"
- "O que de pior pode acontecer se eu errar? E o que de melhor pode acontecer se eu acertar?"
- "Por que essa necessidade neurótica de ser perfeito?"

- "Ninguém é perfeito e ninguém acerta o tempo todo."
- "Esse não é um medo real, existe apenas na minha mente, e posso controlá-lo."

3° passo:
Determinar ser livre

A arte da determinação estratégica é o princípio da sabedoria na área de recursos humanos. Determine ser alegre, seguro e forte. Determine ser livre e não ser escravo dos seus conflitos ou medos. Determine ter encanto pela vida, contemplar a beleza da criação, lutar por seus sonhos. Determine ser capaz de reeditar um momento de sua vida, perdoando os outros e a si mesmo.

- "Eu decido que, a partir de agora, sou muito mais confiante para falar em público."

- "Eu decido que sou autor da minha própria história."

- "Eu decido ser feliz e gerenciar minhas emoções para me tornar um ser humano cada vez melhor."

PACTO DO EU

O que fazer com os pequenos lixos mentais, os pensamentos débeis e os pequenos atritos sociais tão constantes em nosso dia a dia? Não é necessário usar um canhão para eliminar uma mosca. Quanta energia gastaríamos utilizando o D.C.D. com lixinhos? Nesses casos, uma outra ferramenta extremamente eficiente é o pacto do Eu.

O pacto do Eu é muito mais poderoso e eficaz do que tentar esquecer, se distrair ou negar um pensamento perturbador ou um problema. É um pacto consigo mesmo para permanecer livre, sereno e tranquilo a cada momento da vida, não comprando o lixo do outro, ofensas, rejeições e grosserias. Essa técnica gasta pouca energia mental, mas é eficiente para não poluir o cérebro.

O pacto do Eu nos permite ser sociáveis e generosos, ao mesmo tempo sabendo que viver em sociedade produz tempestades imprevisíveis. Fazer um pacto sério consigo mesmo para não absorver ofensas, rejeições, picuinhas e fofocas de forma irresponsável é libertador. Mas como?

Aprenda a dar risada de seus pensamentos tolos, deboche de suas preocupações e neuroses, proclame em voz alta:

- "Essa crítica ou atrito não me pertence".
- "Eu não preciso ficar com o lixo do outro."
- "Essa doença é do outro e não minha."

Proclame seus pontos fortes, que ninguém é perfeito, que somos seres em construção. Proclame ser livre.

Aprenda a escolher sabiamente as batalhas que devem ser lutadas.

MESA-REDONDA DO EU

A técnica da mesa-redonda do Eu, ou autodiálogo, diferentemente do D.C.D., é feita fora dos focos de tensão; portanto, antes ou depois de atravessarmos o vale do conflito. Nesses momentos podemos atuar com calma, refletir, analisar e discutir as crises fóbicas, as reações ansiosas, os conflitos de relacionamento, os desafios. Uma técnica complementa a outra e, às vezes, se mesclam.

- O D.C.D., por atuar no foco de tensão, reedita o filme do inconsciente, criando novas experiências que são registradas nos arquivos doentes.

- A mesa-redonda do Eu não apenas reedita o filme do inconsciente, mas objetiva prin-

> cipalmente construir janelas light paralelas ao redor do núcleo traumático, criando novos espaços para o raciocínio lúcido e proporcionando subsídios para a liderança do Eu.

Com a técnica da mesa-redonda, seu Eu deixará a condição de espectador passivo para ser autor da própria história. Não é possível sermos autores da nossa história, gerenciarmos nossos pensamentos, administrarmos nossa emoção, desenvolvermos qualidade de vida se não tivermos coragem e capacidade de fazer um debate íntimo e transparente com nossos problemas e revisarmos nossos caminhos.

A mesa-redonda do Eu é um passo além da técnica do D.C.D. É mais profunda, serena e prolongada. Deve ser praticada fora dos focos de tensão para reeditar as janelas killer que assombram a psique e encarceram o Eu.

Para dar um exemplo: a timidez, tão comum na atualidade, é causada por um conjunto de experiências psíquicas que supervalorizam a opinião dos outros, a crítica social e a imagem que a sociedade tem da pessoa. Essas experiências são arquivadas, gerando janelas doentias.

Ao enfrentar novos ambientes, desafios e reuniões sociais, as pessoas tímidas abrem essas janelas, bloqueando sua inteligência e, em certas ocasiões, gerando sintomas psicossomáticos, como mãos frias, taquicardia, suor excessivo. Os tímidos falam pouco, mas pensam muito e gastam energia biopsíquica excessiva, o que gera fadiga, ansiedade e apreensão. Embora pensem muito, a construção do pensamento não é dirigida para o autodiálogo. Se praticarem por seis meses a mesa-redonda do Eu associada à técnica do D.C.D., com exercícios intelectuais diários que duvidem de sua imagem doentia da sociedade, que critiquem o sentimento de vergonha, que questionem a hipersensibilidade diante da opinião dos outros, encontrarão a tão sonhada liberdade. Reeditarão as principais janelas doentias e construirão riquíssimas janelas paralelas contendo ousadia, segurança e determinação.

A mesa-redonda do Eu não é simplesmente produzir pensamentos no silêncio da nossa mente. Pensar todo mundo pensa. E muito. É pensar construindo um debate íntimo.

Essa ferramenta de qualidade de vida pode ser usada como técnica psicoterapêutica e psicopedagógica. Psicoterapêutica porque nos faz superar a ansiedade, o estresse e outros transtornos psíquicos. Psicopedagógica porque expande a inteligência, nos torna pensadores e previne doenças psíquicas.

A mesa-redonda do Eu é o debate crítico com os bloqueios, as frustrações, as crises, as perturbações, os projetos, os sonhos. Nesse debate, fazemos silenciosamente uma bateria de perguntas: "Onde? Por quê? Como? Quando? Quais os fundamentos? Vale a pena? Esse é o caminho?".

Por exemplo, uma pessoa que sofre de síndrome de pânico, caracterizada pelo medo súbito de que vai morrer ou desmaiar. Ela pode ser controlada pelo pânico ou debater com ele. Ao fazer uma mesa-redonda, ela critica, repensa e questiona o pânico com seriedade. Ela se pergunta: "Qual é a lógica do meu pânico? Quando começou? Por que começou? Por que sou escrava dele se estou ótima de saúde? Eu exijo ser livre".

1° passo:
Identificação da situação traumática

Interiorizar-se e identificar em seu íntimo núcleos traumáticos não resolvidos que causam emoções e sentimentos ruins.

2° passo:
Diálogo consigo mesmo

Conhecemos a expressão "colocar as cartas na mesa", que significa esclarecer uma situação, resolver um problema, expor a verdade. Fazer a mesa-redonda do Eu é se reunir consigo mesmo, ampliar o olhar e identificar tudo que perturba e intoxica, todos os sentimentos, emoções e pensamentos que roubam a tranquilidade. É conversar com os medos e fantasmas e ressignificar as mazelas, lutar contra toda forma de pensamento unifocal, usar a arte da dúvida para questionar verdades absolutas e crenças limitantes e construir janelas light paralelas às janelas killer.

Pratique o olhar multifocal, analisando a mesma situação por diversos ângulos. Entenda que não é o trauma em si que é encarcerador, mas as plataformas de janelas formadas com as constantes leituras e releituras que reforçam o núcleo traumático. Sem a gestão do Eu, esse núcleo muitas vezes se torna tão grande e intenso que a vida da pessoa parece se resumir àquela única experiência de vida. Limpar o lixo mental, ressignificar janelas killer deve ser uma atitude constante – não permita que seu planeta mente seja um depósito de lixo tóxico.

3° passo:
Construção de janelas light paralelas

Seja o agente ambiental de sua memória. Plante flores, janelas que fortaleçam sua autoestima, sua força de vontade. Valorize seus pontos fortes, suas conquistas e entenda suas lágrimas e suas dores.

Acolha a si mesmo, entendendo que ninguém é perfeito, muito menos equilibrado o tempo todo. O equilíbrio emocional e a saúde psíquica devem ser trabalhados todos os dias, diante de cada desafio vivido.

Repita em sua psique todos os dias:

- "Eu sou mais forte do que posso parecer".

- "Somente eu posso mudar a mim mesmo e minha história."

- "Decido não ter uma postura conformista ou coitadista diante de minhas dificuldades."

- "Decido ser livre para fazer escolhas inteligentes."

- "Decido lutar por minha qualidade de vida e minha felicidade."

- "Decido fazer o melhor que posso a cada dia."

- "Mesmo que eu tenha uma recaída por algum motivo, sei que tenho dentro de mim competências para me levantar."

Fazer a mesa-redonda do Eu é fundamental para que possamos deixar de ser vítimas dos conflitos e

> **desenvolver a capacidade de fazer escolhas, recomeçar depois de falhar e corrigir caminhos.**

Muitas doenças mentais, incluindo a esquizofrenia, que é uma desorganização da coerência dos pensamentos, surgem porque o Eu não é estruturado, crítico, líder. Ele vira joguete das fantasias, dos pensamentos perturbadores e das emoções tensas. Perde sua identidade e sua lógica.

Nunca devemos ter um Eu ingênuo que aceite pensamentos e ideias sem questionar. Todos os dias, no silêncio mental, devemos duvidar de tudo que nos controla, criticar cada ideia perturbadora e emoção angustiante e determinar estrategicamente ser livre e saudável. Para isso, devemos usar todas as ferramentas que patrocinam o autodiálogo aqui citadas.

Cuidado com um Eu coitadista, que se acha vítima das privações e dos traumas do passado. Cuidado ainda com o Eu conformista, que acha que não tem solução, que é um caso sem esperança. Um Eu coitadista e conformista é acima de tudo um Eu frágil, autopunitivo, que se autoabandonou, que não tem um caso de amor com sua saúde psíquica.

O coitadismo e o conformismo bloqueiam a mesa-redonda com nossos fantasmas mentais, asfixiam a nossa vontade de superar, de ser autodeterminado, de ter opinião própria. Muitos vivem recaindo nas drogas, no ciúme, na autopunição, nas fobias porque não reeditam suas janelas traumáticas, o Eu é um barco sem leme, um avião sem instrumentos de navegação. Que tal construir um leme e não o soltar mais? Que tal treinar todos os dias a mesa-redonda do Eu?

> **Quanto mais janelas paralelas de lucidez, coerência e autoconfiança forem construídas ao redor do núcleo traumático, mais o Eu será fortalecido e capacitado para enfrentar situações futuras.**

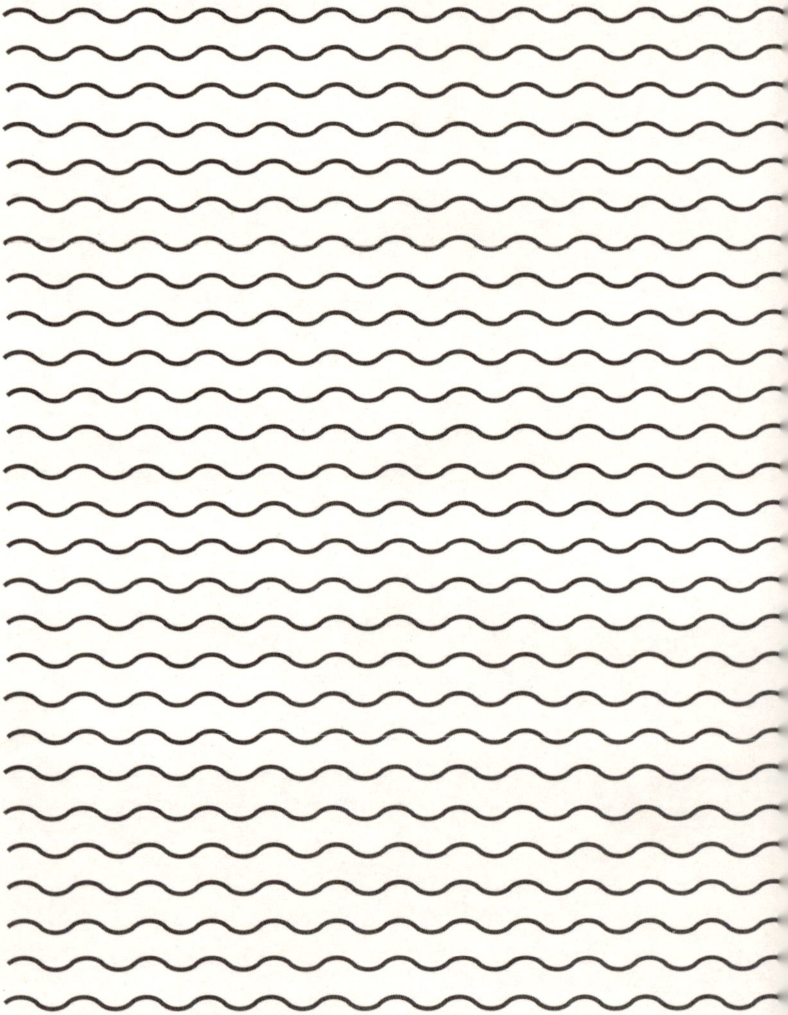

5

UM VENDEDOR DE SONHOS É INSPIRADOR

O título *O Vendedor de Sonhos* é uma licença poética. Sonhos não se vendem, sonhos são trabalhados, conquistados, aspirados no teatro da mente humana.

Vender sonhos é na verdade inspirar os outros a sonhar.

Talvez mais de 90% das pessoas sejam vendedoras de pesadelos, 9% raramente inspirem os outros, talvez 1% apenas sejam vendedoras de sonhos, pessoas inspiradoras. É muito raro ser um vendedor de sonhos nessa sociedade extremamente estressante e ansiosa, intoxicada digitalmente e impactada pela síndrome do pensamento acelerado.

A imensa maioria dos humanos não são inspiradores, não são vendedores de sonhos para quem amam. Quando chegam em casa ou no trabalho, essas pessoas não relaxam nem motivam os familiares e colegas, pelo contrário, os inibem. Sua presença não liberta a capacidade criativa daqueles ao redor porque elas não são leves, não são instigantes, não provocam quem está ao seu lado a fazer a mais importante viagem que o ser humano deve empreender, a viagem para dentro de si mesmo.

Quando você chega em casa ou no trabalho você motiva, inspira e liberta a criatividade dos familiares e colegas? Ou você os inibe?

Quando você chega em casa ou no trabalho não vive apenas o binômio inspirar-bloquear ou libertar-aprisionar. Há também a indiferença, ou seja, tanto faz como tanto fez a sua presença, pois você não deixa um legado no território da emoção dos outros.

Milhões de pais chegam em casa e não têm a atenção dos filhos. Milhões de pessoas chegam em casa e não recebem um beijo do parceiro, não perguntam como foi o dia. Essas pessoas não vendem sonhos, vivem uma vida sem tempero, sem impactar. Prometeram amar na saúde e na doença, na miséria e na fortuna, todos os dias da sua vida, mas o amor ficou sem sabor, não é um amor positivamente provocador, que leve o outro a fazer uma viagem para dentro de si mesmo.

Vendedores de pesadelos são apontadores de falhas. Não conseguem fazer perguntas que estimulem o parceiro a revelar suas dores, perdas e frustrações. Entram e saem de casa sem causar nenhum impacto, nenhuma inspiração na pessoa que prometeram amar.

> **O inferno emocional está cheio de pessoas que prometem, mas não cumprem.**

O Vendedor de Sonhos é a história de um multimilionário, dono de vários aviões, várias casas de veraneio em muitos países, com dezenas de milhares de colaboradores; reis o cortejavam, presidentes e primeiros-ministros ficavam fascinados ao vê-lo. Ele era rico, muito rico, porém, como tinha mais dinheiro do que características socioemocionais arrebatadoras, era uma pessoa pobre por dentro. Tinha muito dinheiro no banco, mas não conseguia inspirar, motivar, encantar quem estava ao redor.

Não conseguia levar a filha a penetrar em camadas mais profundas dentro de si mesma, nem sequer tinha coragem de perguntar: "Filha onde o papai errou e não soube? O que eu posso fazer para torná-la mais feliz?". Não conseguia sequer perguntar para a esposa: "Quais são seus sonhos e seus pesadelos? Por que não tenho levado você a se inspirar, a ser apaixonada pela vida e por mim?". Ele não perguntava, não era um vendedor de sonhos, era um vendedor de pesadelos.

Onde você se encontra? Entre os 99% que vendem pesadelos ou provocam indiferença? Ou você faz parte do 1% de vendedores de sonhos?

Nossa sociedade deixou de sonhar. Vivemos na era do consumismo e dos desejos. As pessoas não têm tempo para nada nem se aprofundam em nada. Você está conversando com alguém e ao mesmo tempo está no celular ou está pensando em outra coisa. Estamos na era em que não se vendem sonhos, mas pesadelos, estamos ansiosos, o bom humor está muito baixo, a capacidade de relaxar e brincar com defeitos suportáveis está muito baixa, está em alta a capacidade de sofrer por antecipação, de cobrar demais dos outros e de si mesmo.

Se você cobra demais dos outros e de si mesmo, você não é um vendedor de sonhos em hipótese alguma, você é um vendedor de estresse, de ansiedade, de irritabilidade, de pesadelos. Quem cobra demais de si e dos outros está apto a trabalhar em uma financeira, não para ter uma bela história de amor, saúde emocional, sonhar com grandes projetos, se reinventar, ter grandes amigos, construir ideias para impactar a humanidade, contribuir com a sociedade, ousar, andar por ares nunca antes respirados.

Escrevi *O Vendedor de Sonhos* pensando nos vendedores de pesadelos que estão nas

universidades, nas empresas, nas famílias.

Pensei nos milhões de pais que brincam com os filhos enquanto estes não sabem falar, mas que, quando as crianças crescem e aprendem a falar, se calam e fazem os filhos se calar também; pais que querem um sorriso quando os filhos não entendem a piada, que querem ser o melhor palhaço do mundo, mas que, quando os filhos aprendem a conversar, se tornam apontadores de falhas, vendedores de pesadelos.

O protagonista da trilogia *O Vendedor de Sonhos* não tinha tempo para a filha, não tinha tempo para a esposa. Não tinha tempo para dialogar com elas, não tinha habilidade nem coragem de falar das lágrimas que chorou e das lágrimas que nunca teve coragem de chorar. Lágrimas que todos temos e sobre as quais deveríamos falar para não ter medo da vida e ter, isso sim, medo de não viver a vida intensa e inteligentemente; para não ter medo do caminho e ter, isso sim, medo de não caminhar.

Dialogar e escutar são duas das mais nobres funções da inteligência, cultivadas no terreno da confiabilidade, da empatia e da liberdade. Onde há déficit de diálogo, a qualidade da capacidade de escutar é débil. Onde há déficit da capacidade de escutar, a capacidade de dialogar é asfixiada.

Para desenvolver a arte de dialogar, essencial para um vendedor de sonhos, é preciso superar a necessidade neurótica de estar sempre certo, despir-se do heroísmo e do excesso de argumentação e se colocar como um simples ser humano – imperfeito, consciente de suas limitações, capaz não apenas de exaltar seus acertos, mas também de reconhecer suas falhas, lágrimas e frustrações. Toda pessoa que argumenta e se defende demais não sabe se interiorizar, não reconhece suas falhas, desconhece o manjar do relaxamento – desarmar-se e se posicionar como um simples humano que anda pelas avenidas do tempo em busca de si mesmo.

Para desenvolver a arte de dialogar, é necessário desenvolver a arte de escutar. E, para desenvolver a arte de escutar, é preciso superar a necessidade neurótica de julgar, criticar, apontar falhas. É indispensável recolher as armas, julgar menos e abraçar mais, criticar menos e apostar mais.

Quem não aprender a escutar nunca saberá dialogar.

Quem não aprender a dialogar nunca será um bom ouvinte.

Muito provavelmente, a grande maioria dos seres humanos sabe proferir palavras e ouvir sons, mas não sabe escutar e dialogar. Vivem na superfície das relações sociais. São candidatos a deuses, mas estão despreparados para ser seres humanos e também vendedores de sonhos.

Escutar é se esvaziar para dar espaço ao outro. Quem não se esvazia não permite a entrada dos outros em sua história. Vive para si, é autossuficiente. E uma pessoa autossuficiente é egocêntrica, saturada de verdades irrefutáveis, não se abrindo para outras possibilidades. É individualista, enxerga o mundo somente com seus olhos, ouve o que deseja, e não o que os outros de fato querem falar.

Escutar é aquietar a mente, silenciar os pensamentos. Somente diminuindo nossa agitação mental podemos aprender a difícil arte de nos colocarmos no lugar dos outros.

Escutar é muito mais do que julgar comportamentos e criticar condutas. É perceber o que está sob a cortina do comportamento dos outros, perceber suas necessidades, enxergar suas dores ocultas e suas frustrações. Quem se coloca no lugar dos outros escuta com profundidade, torna-se lento para julgar e rápido para abraçar. Quem não se coloca no lugar dos outros é sempre superficial, rápido para criticar, mas lento para compreender e incluir.

Escutar é penetrar no coração psíquico e desvendar as causas de comportamentos disfuncionais como agressividade, timidez, ingratidão, mau humor. Escutar é ser um cirurgião emocional. É ser capaz de analisar o que as palavras não disseram e o que as imagens não revelaram. Quem penetra no âmago daqueles que lhe são íntimos aprende a belíssima arte de respeitar as lágrimas visíveis e perceber as que nunca foram choradas.

Dialogar é transferir o capital das experiências. Um vendedor de sonhos fala de suas lágrimas para ensinar os outros a chorarem as deles. Muitos transferem dinheiro, mas não transferem o mais vital dos capitais, suas experiências. Dão carros, joias e inúmeros outros presentes, mas não sabem dar a si mesmos nem sua história. Não sabem falar de si, comentar sobre suas fobias, discorrer sobre seus temores, discursar sobre seus conflitos.

O diálogo cruza os mundos psíquicos, implode a solidão. Diálogo implica tolerância, respeito às diferenças e respeito às limitações do outro.

Dialogar é ser transparente, é revelar segredos do coração. Quem esconde sentimentos anestesia os sintomas, mas não cura as feridas emocionais. Muitas pessoas são peritas em anestesiar seus conflitos, mas não em resolver as causas. Com o tempo, a ferida se torna um câncer, destruindo relações. Por mais rica que tenha sido no passado, nenhuma relação sobrevive quando se dissimulam sentimentos e se escondem mágoas.

Nada alimenta tanto os nossos vampiros emocionais como dissimular sentimentos ou mentir para poupar os outros e evitar atritos. Esses vampiros sangrarão o que temos de melhor.

Ter vergonha de nossas falhas e medo de nossos fracassos nos faz escrever os piores capítulos de nossas vidas. Assumir que somos imperfeitos, reconhecer nossos erros e dialogar sobre eles sem medo permite que o Eu escreva os capítulos mais importantes de nossa existência nos dias mais dramáticos de nossa história.

Dialogar é ter a disposição de abraçar mais e criticar menos. Ao penetrar no território da emoção do outro, tornamo-nos menos julgadores e mais apoiadores, menos impacientes e mais generosos. Quem tem disposição para apoiar sabe que há diferenças entre a contribuição eficiente e a contribuição intencional. Mas toda intenção de contribuir é digna de aplausos.

Sem a arte de aplaudir, asfixiamos a capacidade do outro de se superar e de se reinventar.

Um vendedor de sonhos distribui elogios.

Um vendedor de sonhos estimula a superação de limites.

Minha filha mais velha, quando adolescente, certa vez disse: "Pai, você dialoga com tantas pessoas, conversa com tantos pacientes, dá tantas conferências, mas ultimamente não tem dialogado comigo. O que você faria se acertasse no trivial, apontando o caminho de ética, corrigindo comportamentos e assim por diante, mas errasse naquilo em que é especialista?". Olhei para ela e me dei conta de que estava diante da decisão de ser um vendedor de pesadelos ou de sonhos. Preferi ser um vendedor de sonhos.

Pedi desculpas sinceras para minha filha. Em vez de me defender e alegar que eu fazia aquilo para a humanidade, respondi: "Você tem razão". Saímos para caminhar, era uma noite estrelada, pedi a ela que escolhesse uma estrela. Ela olhou para o alto, escolheu, e eu falei: "Filha, de hoje em diante essa estrela será sua. Não tenha medo da vida, tenha medo de não vivê-la com coragem e ousadia. Entenda que nos dias mais tristes da sua história você poderá escrever os capítulos mais importantes da sua vida". Anos depois, eu colocaria isso no livro. Também disse a ela:

A vida é muito complexa, haverá momentos em que não haverá luz exterior. Haverá momentos em que ninguém apoiará você.

Decisões fundamentais são solitárias. Nesses momentos, não tenha medo se não houver luz exterior, olhe para

sua estrela interior e você encontrará o caminho.

Minha filha me abraçou e chorou. Ela viu que o pai, anteriormente um vendedor de pesadelos, havia se tornado um vendedor de sonhos, havia mudado a trajetória, dando a ela aquilo que o dinheiro não pode comprar.

O Vendedor de Sonhos aprendeu a comprar vírgulas e não colocar pontos finais na sua biografia.

E você?

Quer colocar pontos finais, se condenar, se mutilar ou quer dar risadas dos erros e proclamar que os melhores dias estão por vir?

Você quer ser um vendedor de pesadelos ou um vendedor de sonhos?

Se você quer ser um vendedor de sonhos, se quer dar aquilo que o dinheiro não pode comprar, inclusive para si mesmo, abrace mais e critique menos. Dê uma nova chance para si mesmo e para as pessoas que você ama.

Uma vida sem sonhos é um céu sem estrelas, uma manhã sem orvalho, uma mente sem criatividade, uma emoção sem sentido existencial.

Que você possa ser um vendedor de sonhos pelo tempo que viver e por onde andar.

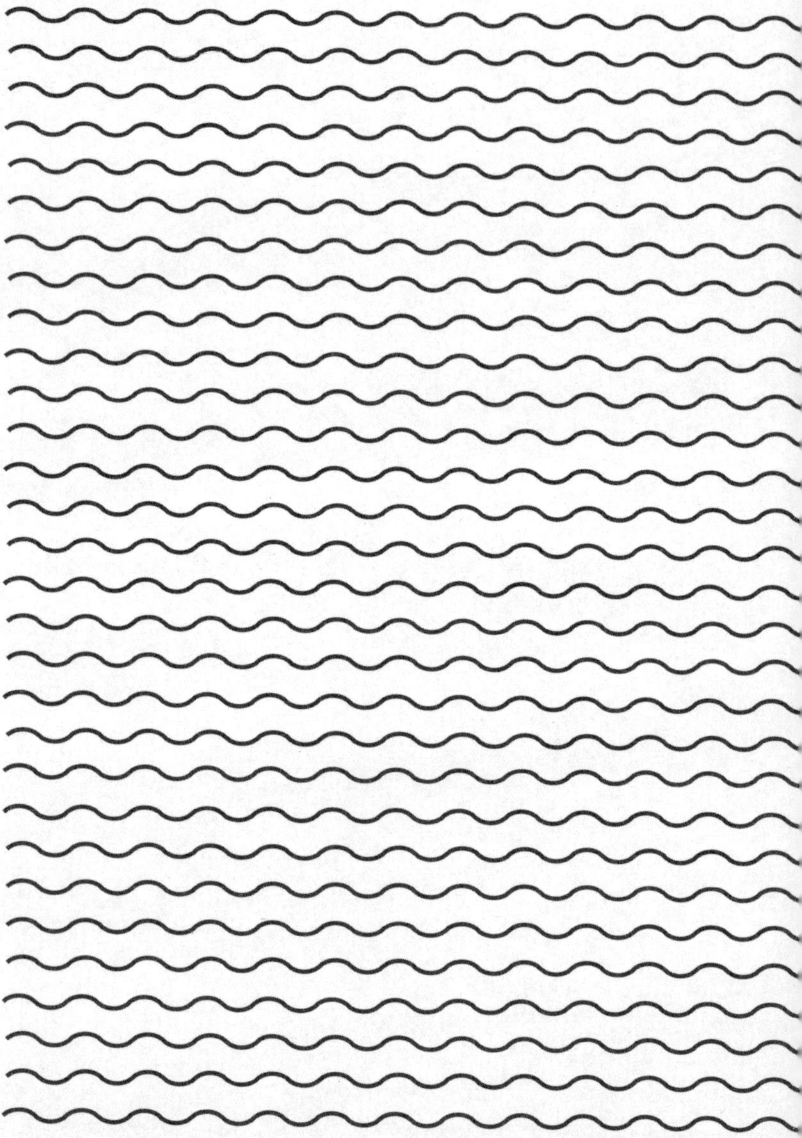

ANOTAÇÕES